Mark Sarg

Verstopfen Sie sich!

Mark Sarg

Verstopfen Sie sich!

Bizarre Kurzgeschichten

Goldene Rakete Verlag für Belletristik

Imprint

Cover image: www.ingimage.com

Publisher:
Goldene Rakete Verlag für Belletristik
is a trademark of
International Book Market Service Ltd., member of OmniScriptum Publishing Group
17 Meldrum Street, Beau Bassin 71504, Mauritius

Printed at: see last page
ISBN: 978-620-2-44540-5

INHALTSVERZEICHNIS

DER PAPST ALS POSTILLON D'AMOUR

Papst Kicherdolch X. verstand sich ganz als Postillon d'Amour – der die Liebes- und Heilsbotschaften der Kirche liebevoll unter die Leute brachte.

Und wer tatsächlich undankbar genug war, diese partout nicht zu akzeptieren, den ***verbrannte*** er dann, mindestens so liebevoll, auf dem Scheiterhaufen.

Damit er möglichst rasch **Erleuchtung** finde ...

DER PAPST ALS MÜSLIRIEGEL

All jenen, die ganz auf Reformkost schworen, bot sich Papst Möhrenkropf der Große als überaus schmackhaften und bekömmlichen – wenn auch natürlich rein spirituellen – Müsliriegel.

Im Gegenzug hierfür ***ersparte*** er sich freilich jedwede lästige **Kirchen- und Glaubensreform** ...

DER PAPST ALS UNGEHEUER

Die geballte Macht und Herrlichkeit seines heiligen Amtes permanent zu ertragen, schien Papst Karottenkopf dem Schlichten derart ***ungeheuerlich***, dass er sich zu seiner Bestürzung nicht nur zunehmend selbst wie ein Ungeheuer fühlte, sondern sich auch immer mehr so ***verhielt*** – bis er schließlich auf dem Sterbebett mit Krallen und Klauen wie wild auf die „trauernden" Kardinäle eindrosch.

Eine nicht ganz unlogische und höchst konsequente Entwicklung – wie man vielleicht zu seiner Verteidigung einräumen könnte ...

DER NEUBEGINN

Die Ehe zwischen Lady Gwendolyn und Lord Archibald Hinterfotzinger war an einem heiklen Punkte angelangt. Keiner der beiden wusste, wie es weitergehen sollte.

Schließlich fraß in Liebe der Lord die Lady auf.

Solcherart gestärkt, war er reif für einen Neubeginn!

IM ADVENT

Im Advent vor sieben Jahren begab sich Folgendes:

Eine Heuschrecke, die mit Sonnenbrille, Sonnenhut und Pelzmantel auf einem Kürbisfeld unter einem Sonnenschirm im Liegestuhl saß, angelte sich einen Millionär.

Und man sollte es nicht für möglich halten: Aus den beiden wurde ein glückliches Paar!

„SEZIEREN SIE SICH NICHT!“

„Sezieren Sie sich nicht selbst, sondern Ihren **Kunden** hier auf dem Tisch!“, unterwies Obermedizinalrat Prof. Zimtbart Eisenrüssel beim praktischen Anatomieunterricht einen Schüler, der allzu viel Zeit darauf verwendete, seine Wortwahl immer wieder zu überdenken bzw. zu korrigieren.

Schon um die Prüfungen bei ihm zu bestehen, nahm sich der spätere Dr. Friedbert Erbsenmurks diesen „Lehrspruch“ seines Meisters sehr zu Herzen, produzierte in der Folge munter und fröhlich Fehldiagnosen am laufenden Band, trug damit maßgeblich zur Vermehrung der für den Unterricht so überaus wertvollen Sektionen bei – und schied nach einem verlorenen Prozesse in der beruhigenden Gewissheit aus dem Leben, dass seine ***eigene*** garantiert von „Befugteren“ übernommen würde.

„SEZIEREN SIE SICH!“

„Sezieren Sie sich, ehe Sie sterben, damit es hinterher kein anderer zu tun braucht!“, hieß einer der vielen durchaus brauchbaren, leider oft ein wenig missverständlichen Tipps im „Analytischen Ratgeber für den korrekten Abschied von der Erde“ von Prof. Morpheus Zittergruft.

Gewohnt, alles und jedes ausschließlich **schulmedizinisch** zu deuten, mochte sich der wissenschaftsbesessene Dr. Leviathan Morgenduft in seinen späten Tagen dieses Experiment keineswegs vorenthalten – war jedoch zu seiner unsagbaren Betrübnis nur mit etwa einem Drittel „erfolgreich“, sodass er sich fest vornahm, im nächsten Leben bereits früher damit zu beginnen und schleunigst den Rest nachzuholen.

Unerklärlicherweise wurde er dann aber als überzeugter und erbitterter ***Gegner*** jeglicher (Schul-)Medizin geboren – und es wäre ihm nun ***niemals*** mehr, und schon gar nicht im Angesicht des Todes, in den Sinn gekommen, sich auf irgendeine ***andere*** denn rein spirituelle Weise zu sezieren ...

„SEZIEREN SIE MICH NICHT!“

„Sezieren Sie mich noch nicht, denn ich habe es mir anders überlegt!“ Gerade rechtzeitig war Miss Melissa Waldgurk auf dem Tische des Gerichtsmediziners Prof. Trübgott Kürbiskerl wiedererwacht.

Nur zu gerne brach dieser das leidige Unterfangen daraufhin ab – und **heiratete** sie stattdessen.

Denn schon lange hatte er auf eine günstige Gelegenheit gehofft, sein tristes Junggesellendasein zu beenden.

„SEZIEREN SIE MICH!“

„Sezieren Sie mich, liebster Herr Doktor, denn ich wüsste ***zu*** gern, weshalb ich scheiden musste!“

Mit diesem Begehren stand die frisch verstorbene Mrs. Judy Background spät abends vor der Haustür ihres Arztes, Dr. Glasgow Leichensack.

Bereits im Nachthemd, nahm er sie hingegen mit ins Bett, um mit ihr zu schlafen.

Und dies war ihr nun **mindestens** so recht; umso mehr sie zu Lebzeiten **vergeblich** darauf gehofft hatte.

DER PAPST ALS NEBELWERFER (1)

Als „oberster Nebelwerfer der katholischen Kirche“ wurde Papst Kropfzopf der Gewaltige von seinem namhaftesten Herausforderer, Prof. Schamurio Freisack, gern apostrophiert – wegen der Verbreitung deren fragwürdiger „Lehren“ natürlich.

Und wiewohl das Personal inzwischen vielfach gewechselt, hat sich am Vorwurf selbst bis heute nicht das Geringste verändert …

DER PAPST ALS NEBELWERFER (2)

Den schutzbefohlenen christlichen Schafen Sand in die Augen zu streuen, wäre Papst Traumstrumpf dem Gütigen ausgesprochen ***un***christlich erschienen.

So verstand er sich eben ganz als heiliger ***Nebel***werfer; dies hatte zwar in etwa die gleiche (spirituelle) Wirkung, war aber doch nach seiner Auffassung weit barmherziger ...

DIE FIDELE LEICHE

„Bin ***ich*** froh, dass ich mich um nichts mehr kümmern muss!“, meinte eine Leiche ganz fidel und ließ sich mitsamt ihren Schuhen in den Sarg fallen.

„Und Manieren haste auch keine mehr!“, warf ihr dieser daraufhin vor. Da errötete sie zart und zog rasch die Schuhe aus.

So wurde aus einer fidelen Leiche wieder eine **manierliche**.

DIE BLÜHENDE LEICHE

„Un***glaub***liche Fortschritte habe ich zu verzeichnen!“, jubelte eine Leiche über ihre zügig voranschreitenden Verfallsstadien.

„Bald habe ich meine ***Blüte*** erreicht! – Um wessen ***Hand*** werde ich wohl ansuchen?“

DIE JUNGE SÄRGIN

„Es ist mir von Herzen gleich“, versicherte ein Sarg seiner Tochter, einer jungen Särgin, „was du treibst, wenn ich einmal nicht mehr ***sein*** sollte. Bis dahin aber ***achte*** gefälligst auf deinen Ruf! Immerhin bist du mit einer ***gräflichen*** Leiche liiert!“

DER NACKTE ZEIGEFINGER

Fast das Gleichgewicht verlor Madame Zephira Kleevogel, als sie abends ihr Schlafzimmer betrat: An der Wand gegenüber der Tür prangte ein riesiger Zeigefinger und deutete direkt auf sie. ***Was*** sie aber in hellste Empörung versetzte, war vor allem, dass er völlig nackt war! Sie schüttelte sich vor Entsetzen.

„Was ***fällt*** dir ein! Hast du nichts anzuziehen, du Strolch?“ Doch der Finger ***streckte*** sich nur auf obszöne Weise, sodass es ihr die Schamesröte ins Gesicht trieb. „Na warte, du Lump!“, schrie sie, „Dich werde ich Mores lehren!“

Wie in Ekstase rannte sie zum Telefon und alarmierte die Polizei. Das half freilich nicht viel, denn als diese eintraf, war der Finger längst verschwunden und Madame musste sich einen Verweis gefallen lassen.

Am nächsten Morgen, gleich nach dem Gebet, nahm sie ***ihre*** Finger ins Visier, um sie in strengem Tonfall zu belehren: „Aber ***eines haben*** wir doch hoffentlich gelernt, meine Kleinen: Dass ihr mir nur ***ja*** nie so herumlauft!“ Und sie schickte sie noch am selben Vormittag, Handschuhe zu kaufen. Für jeden Finger zwei Paar.

Die Finger indes nützten die Gelegenheit und kehrten nie wieder zu ihrer bigotten Herrin zurück.

DER PAPST ALS NOTGEBURT

Als ausschließlich aus menschlichem Elend und unmenschlicher Not geboren betrachtete Papst Desolatius der Große sich und seine Institution.

Und er belegte folglich jeden, der es etwa wagte, ihn und seinesgleichen als „heilig“ oder gar „göttlich“ zu apostrophieren, augenblicklich mit dem Kirchenbann.

Nur zu verständlich, dass man heute absolut ***vergeblich*** in den vatikanischen Archiven auch nur nach **Spuren** dieses weisen Mannes sucht ...

DER PAPST ALS FEHLGEBURT

Wie befreit von einem rätselhaften ungeheuren Alpdruck fühlte sich Mademoiselle Sandrine Sonnenschädel nach einer dramatischen Fehlgeburt.

Aber erst geraume Zeit später wurde ihr durch spontane Eingebung völlig ***klar***, worauf sie vordem bloß unbewusst mit solcher Vehemenz reagierte: Ihr gerade noch verhinderter Spross war zum Pontifex auserkoren!

Dem späteren Papst Stromschlag I. war dies indessen ziemlich gleich; er suchte sich eben für seine Menschwerdung ein anderes Opfer.

Doch allein für ihr tapferes Bemühen, das Unaufhaltsame wenigstens ein kleines bisschen hinauszuzögern, fühlte sich die glückliche Mademoiselle für den Rest ihrer Tage beinahe wie eine Heilige.

Und vielleicht war sie dies ja auch ...

DER STEINMARDER UND DER STEINMÖRDER

„Du hast ***immenses*** Glück, dass ich ein Stein***marder*** bin!“, offenbarte ein solcher einem Stein***mörder*** (einem Charmeur, der seine Opfer mit einem Stein zu erschlagen pflegte).

Da wurde Letzterer ganz überwältigt von so viel Glück.

Gerührt sank er in die Knie, bekehrte sich – und wurde zum Heiligen!

DIE STIMME VOM GERÜST

Geheimrat Maxim Blabbelkopf passierte ein Gerüst auf einer Straße, als ihm von oben eine Stimme zurief: „Geben Sie acht auf Ihren Hut!"

Pflichtschuldigst nahm er diesen ab. Da fiel ein Nilpferd auf seinen Kopf.

„Der Hut ist schwerer zu ersetzen als ***der*** Kopf, nicht wahr?!", meinte es jovial lächelnd, während es auf die Straße sprang. „Wir restaurieren nämlich die Fassade hier und ich war etwas leichtsinnig", fügte es noch entschuldigend hinzu, um danach wieder das Gerüst hochzuklettern.

DIE RUSSISCHE SANKTION

Schornsteinfeger Nikolaus Schloobischer unternahm eine ausgedehnte Russlandreise. Er hatte jedoch seine Frau zu Hause vergessen.

Dies wurde ihm von den Behörden des Gastlands derart ***übel***genommen, dass sie ihm ***so*** lange die Heimreise untersagten, bis Frau Käthe Schloobischer ***formell*** mit einer Trennung einverstanden sei. Da diese sich beharrlich weigert, sitzt ihr Mann immer noch in Russland fest.

Diplomatische Appelle – selbst des Heiligen Stuhls – blieben bis dato absolut erfolglos.

DER NACHTTOPF UND DIE LEICHE

„Ich ***verbitte*** mir, von dir benützt zu werden!“, wies ein Nachttopf eine Leiche ab.

Da schlug diese beleidigt den Sargdeckel zu und dachte: „Es geht auch ***ohne***!“

DER EHRLICHE SARG

„Ich sage Ihnen ganz ehrlich, meine Teuerste“, enthüllte ihr Sarg Miss Medina Dorflump, „Sie sind mir mittlerweile entschieden zu unansehnlich geworden! Ich kündige Ihnen zum nächsten Ersten. Kommen Sie wieder, wenn Sie sich etwas erfrischt haben!“

Verständlicherweise zutiefst beleidigt, hatte Miss Dorflump aber nicht die Absicht, jemals wiederzukommen. Sie fuhr stattdessen auf Urlaub in die Berge, erholte sich prächtig, und suchte nach ihrer Rückkehr den ***Erzrivalen*** ihres früheren Sargherrn auf.

Der war von ihr nun so angetan, dass er sie nicht nur bereitwilligst aufnahm, sondern vom Fleck weg heiratete. Zu den nachträglich anberaumten Hochzeitsfeierlichkeiten schickten die beiden dem früheren „Gastgeber“ der Braut eine maliziöse Einladung.

Ihnen in nichts nachstehend, übersandte dieser umgehend ein Kondolenzschreiben!

DER HÖFLICHE SARG

„Ich mache Sie höflichst darauf aufmerksam, meine Werteste, dass Sie zu ***Gaste*** bei mir sind!“, erinnerte ein Sarg eine Leiche, der eines Tages ihre guten Manieren offenbar ***völlig*** abhandengekommen waren, indem sie einfach zu zerfallen begann.

„Wenn Sie sich nicht halten können, dann schaffen Sie sich gefälligst ein ***Korsett*** an!“

DER ENTLAUFENE SARG

An einem strahlenden Sonntagnachmittag läutete es bei Familie Breischlecker. Voller Tatendrang öffnete Herr Adophilus – und sah sich einem großräumigen Sarg gegenüber, der höflich seinen Deckel zog – wodurch er erleichtert feststellte, dass er leer war –, um sodann auf die manierlichste Weise zu fragen: „Darf ich Sie und Ihre Familie zu einer Fahrt ins Grüne einladen?“

Aufgeregt rief der Hausherr Frau und Tochter, um sich mit ihnen zu beraten. „Sie finden alle drei ***bequem*** in mir Platz. Mein Wagen steht unten“, ermunterte sie der Sarg.

Da er auf das luxuriöseste gepolstert war, sowie in Anbetracht des schönen Wetters war man bald bereit, sein Angebot zu akzeptieren. Und welche ***Augen*** würden ihre Bekannten machen, wenn sie berichten konnten, einen Sargausflug unternommen zu haben! Rasch packte man also das Notwendigste zusammen und folgte ihm bereitwilligst auf die Straße hinunter.

Als die Reiselustigen dort aber einen ***Leichen***wagen vorfanden, der nun wirklich alles andere als einladend aussah, wurde ihnen doch ein wenig unbehaglich – und höflich dankend beschlossen sie, lieber zu verzichten. „Ja dachten Sie denn, ich wäre mit dem ***Fiaker*** vorgefahren?!“, rief verärgert der Sarg, knallte die Tür zu und brauste davon.

Wieder in der Wohnung, schaltete Frau Agathe zur Beruhigung das Radio ein, wo allerdings eben eine höchst be***un***ruhigende Durchsage erfolgte:

> „Warnung! Vom Städtischen Friedhof ist ein berüchtigter Sarg entlaufen, der sich unter der Vorgabe, zu einem Ausflug ins Grüne einzuladen, mit ausgesuchten Manieren das Vertrauen seiner Opfer erschleicht. In Wahrheit aber entführt er diese auf die entlegensten Friedhöfe, um sie dann nicht mehr freizugeben. Seine bevorzugte Zielgruppe sind Familien. Wir bitten um äußerste Vorsicht!"

„Dabei wäre er ***so*** charmant gewesen!", seufzte Debilla, die Tochter des Hauses.

DIE MISSLUNGENE HEIRAT

Ein flottes Bürschchen fragte auf der Straße eine reifere Dame mit großem Hut und Krinoline geradeheraus, ob sie ihn heiraten wolle.

Diese entpuppte sich jedoch als ***Krokodil*** – öffnete ihren Rachen weit und fraß ihn auf.

Und dies, ***ohne*** ihn zuvor geehelicht zu haben!

DIE SELBSTBELÜGUNG

Baron Blumensack Süßhecht belog sich tagaus, tagein,
denn er hatte gelernt: „Die Leute ***wollen*** belogen sein!“

Und als ihn der Tod hievon erlöste,
und er im Jenseits vor sich hindöste,
begann er endlich aufzuwachen,
und schwor mit schrillem Lachen,
erst wieder dann zum Lügner zu werden
– wenn er **neuerlich** wandelte auf Erden!

DER PAPST UND DIE KLOFRAU

Auf einer Pilgerreise sah sich Papst Clofuzius der Erste gezwungen, einer unheiligen Lokalität einen „Anstandsbesuch“ abzustatten.

„Ich sage Ihnen gleich, dass es sonst ***nicht*** meine Art ist, mich in derartige Niederungen zu begeben, meine Tochter“, entschuldigte er sich gegenüber der Toilettenfrau, Demoiselle Valerie Breitschwanz. „Oh, bist du es ***wirklich***, Vater?!“, strahlte diese auf, da sie einerseits den Papst nicht erkannte, andererseits aber seit ihrer Kindheit sehnlichst den vermissten Vater zurückerhoffte. Und sie fiel dem Vermeintlichen um den Hals und gab ihm zwei Küsse. „Was ***erlauben*** Sie sich!“, wies der Papst sie brüsk zurück, „Wenn ich mich schon in Ihre Häuslichkeit herablasse, heißt das noch lange nicht, dass ich mich Ihnen ***komplett*** hingebe, Sie Schlampe!“

„Sie müssen des ***Teufels*** sein!“ Demoiselle Breitschwanz fuhr entsetzt zusammen. „Nie hätte mein Vater mich so genannt. Vor Ihnen muss man auf der Hut sein!“ – „Vor dem Teufel ***muss*** man auch auf der Hut sein, meine Werteste!“

Froh darüber, in Ruhe gelassen zu werden, konnte Clofuzius I. endlich seine Angelegenheit erledigen. Anstelle eines Trinkgelds segnete er „seine Tochter“ zum Abschied.

Als diese später die Kabine betrat, schrak sie angeekelt zurück: In seiner Heiligkeit hatte der Papst vergessen, die Spülung zu betätigen! – „Das war wahrhaftig weder mein Vater noch der Teufel, sondern ein ganz ***gewöhnlicher*** Lump!“, fluchte sie.

DER HERR UND SEINE SCHILDKRÖTE

Voll Stolz nahm Monsieur Georges Flottbischer seine Schildkröte Mirella überallhin mit, und alle bewunderten das liebe Tier.

Als einmal ein älterer Herr begeistert ein Autogramm von Mirella erbat, musste er feststellen, dass sie aus Marzipan war. Verdutzt fragte er ihren „Halter", warum dieser denn eine solche Schildkröte mit sich führe.

„Weil es in ganz Paris keine aus ***Schokolade*** gibt!", lautete seine Belehrung.

DER PAPST ALS SCHILDKRÖTE

Um die sprichwörtliche Langsamkeit der Kirche in Reformfragen möglichst „plausibel" zu rechtfertigen, gab sich Papst Lederkopf der Listige stets gerne als (heilige) Schildkröte aus.

Nur – was er völlig dabei übersah: Im Vergleich zu ihm und seinesgleichen verfügen diese allseits geschätzten Tiere über einen geradezu atemberaubend rasch arbeitenden ***Verstand*** ...

MADEMOISELLE GRAPSCHLMEYER

Aus unerfindlichen Gründen war Mademoiselle Deborah Grapschlmeyer von ihrer strengen Mutter Mollhilde dazu erzogen worden, fremden Männern bei möglichst unpassender Gelegenheit, in breitester Öffentlichkeit vor allem, blitzschnell in die Hose zu fassen.

Hatte sie dies anfangs eher als lästige Pflicht einer gehorsamen Tochter betrachtet, fand sie später mehr und mehr Gefallen und handelte nun aus voller Überzeugung – wobei sie ihr „Handwerk“ schließlich einer Manie gleich praktizierte.

Als sie während einer Filmgala auf gewohnte Weise mit ihrem Sitznachbarn, einem strammen jungen Offizier, verfuhr, bekam sie jedoch ein imposantes – ***Wattestäbchen*** in die Finger.

„Endlich mal was ***anderes***!“, jubelte sie und machte ihm augenblicklich einen Heiratsantrag, den er dankbar akzeptierte.

Ob die Ehe freilich **glücklich** wurde, ist – wie in den weitaus meisten Fällen – leider nicht überliefert …

„VERSTOPFEN SIE MICH!“

„Verstopfen Sie mich, damit ich endlich einmal schweige!“ Mit diesem nicht ganz ernst gemeinten Vorschlag hoffte Dr. Greystone Watergod, hochrangiger Beamter des Geheimdienstes, auf Milde und Vergebung seiner Vorgesetzten für die jahrelange Weitergabe brisanter Informationen an die Presse.

Sie zogen es hingegen aber vor, ihn einerseits sehr wohl ernst zu nehmen – und anderseits lieber ***aus***zustopfen und im marmornen Eingangsfoyer als warnendes Exempel auszustellen, dass auch der beste Geheimdienst nicht stärker sei als die geheimen Schwächen seiner Mitarbeiter.

„VERSTOPFEN SIE MICH NICHT!“

„Verstopfen Sie mich nicht, denn ich bin nicht ganz dicht!“ Diese Aufschrift über dem WC-Becken einer Theatertoilette versetzte Sir Indigo Gackbein in ganz gehörige Irritation.

Und wiewohl er dementsprechend ***aller***größte Vorsicht walten ließ, wurde er dennoch beim Spülen völlig durchnässt.

Seither besucht er prinzipiell keine kulturellen Veranstaltungen mehr.

„VERSTOPFEN SIE SICH!“

„Verstopfen Sie sich meinetwegen ruhig selbst mit ihren dämlichen Gedankengängen, verschonen Sie gefälligst aber ***mich*** damit!“, pflegte gnadenlos Prof. Brentano von Wintergurk jeden philosophischen Exkurs seiner Studenten im Religionsunterricht schon im Keime zu ersticken.

Er litt nämlich bereits seit langem an – keineswegs nur geistiger – Obstipation.

Und daran war mit Sicherheit **auch** schuld, dass ***er*** die Bibel ***nie*** hinterfragte ...

„VERSTOPFEN SIE SICH NICHT!“

„Verstopfen Sie sich nicht mit unnötigem Ballaste, sondern konzentrieren Sie sich auf das **Wesentliche**!“, las Monsieur Beaumarchais Tanzpapst im Vorwort eines umfangreichen Werkes über „Die vollendete Kunst der Bibelauslegung“ von Prof. Nazareth Zimtbart.

Da warf er dieses hocherfreut und erleichtert mitsamt der Bibel auf den Müll – und zog es mit großem Gewinne vor, mit der göttlichen Allmacht ***direkt*** zu kommunizieren.

DIE KLAPSLADY

Lady Cynthia Bartschnabel konnte einfach nicht anders, als hübschen jungen Männern im Vorbeigehen einen Klaps auf ihre Kehrseite zu verpassen.

Eines Tages jedoch wandte sich ein schnurrbärtiger „Beklopfter" jäh um, entblätterte sich rapide – und entwandelte sich in eine ***Greisin***, die auch noch gleich lüstern über sie herfiel.

Um sich von dieser Verstörung zu erholen, nahm sie „Urlaub" in der Klapsmühle.

DER PAPST ALS ABSCHAUM

Um die so dringende katholische Missionierung auch einmal direkt an der „untersten Basis“ zu verrichten, tauchte Papst Winterschädel der Feurige schon ***vor*** der Zeit hinab zur Hölle.

Dort hieß man ihn selbstverständlich mit allen Ehren herzlich willkommen, lobte ihn für seinen mutigen Schritt, räumte ihm einen Sonderstatus als „Abschaum der Göttlichkeit“ ein – und ließ ihn wegen seiner „gelungenen und beglückenden Arbeit“ gar nicht wieder fort.

Und all dies wohlweislich mit ausdrücklicher Billigung von ganz oben.

DER PAPST ALS SEXBOMBE

Um den „Zeitgeist“, nach Beat- und Rockklängen in den Gotteshäusern, noch etwas ***ergiebiger*** für die Kirche zu nutzen, posierte Papst Reibeisen der Adrette als „heilige Sexbombe“ in einigen ausgewählten Magazinen.

Dies hatte jedoch einen fatalen „Neben“-Effekt: Der Teufel verliebte sich in ihn!

Und zwar so umfassend und total, dass diese „Liebe“ ***sämtliche*** Katholiken bis zum heutigen Tage einschließt!

Was man natürlich zwangsläufig auf Schritt und Tritt geradezu ***greifbar*** spürt ...

DIE LATERNE AUS DEM GEBÜSCH

Miss Elvira Dollhouse spazierte frühabends durch einen einsamen Park, als plötzlich eine Laterne aus einem Gebüsch hervortrat.

Fassungslos starrte sie sie an. „Können Sie nicht grüßen?", fragte die Laterne erstaunt. „Oder soll ich Ihnen etwa **heimleuchten**?!", ergänzte sie wenig charmant, da die Zurechtgewiesene immer noch stumm blieb – sich jetzt aber mühsam ein „Guten Abend" abrang.

„Nun eben! Ich habe schon ***viel*** erlebt, aber etwas ***so*** Unfreundliches wie Sie ist mir ***noch*** nicht untergekommen!"

Die Laterne schüttelte ihr Haupt, zündete sich ein Licht an und ging weiter.

DIE MAGISCHE HEILUNG

Bei Aufräumarbeiten in ihrem privaten Burgverlies holte sich Mrs. Gelia Auffbrüster einen Schnupfen.

Sieben Tage später war derselbe wie durch Magie wieder verschwunden!

DER PFARRER UND DIE LEICHE

Eine Leiche bat ihren ehemaligen Pfarrer, sie zu ehelichen.

Nachdem sie ein ***Mann*** gewesen war, lehnte er entrüstet ab. Da heiratete ***sie ihn***.

Dieses nahm er dankbar an – und sie gediehen bald zum idealen Paar.

DER PAPST ALS APERÇU

In aller Bescheidenheit gab sich Papst Weißwurm der Listige mit dem Traumziel zufrieden, dereinst als „geistreiche Bemerkung“ aus dem Munde des Allmächtigen fallen zu dürfen.

Wozu es letztlich aber reichte, war bloß ein – leider nicht wörtlich überliefertes – Aperçu aus dem Maule des Teufels.

Und ***fallen*** brauchte er hierzu ohnehin nicht mehr ...

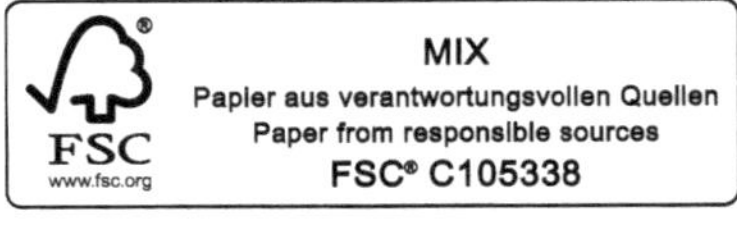

Printed by Books on Demand GmbH, Norderstedt / Germany